GASTROSTOMIE

PRATIQUÉE DANS UN CAS

DE RÉTRÉCISSEMENT CANCÉREUX

DE L'ŒSOPHAGE

PAR

M. BERGER

Agrégé de la Faculté de médecine,
Chirurgien de l'hôpital Lariboisière.

Et M. CANNIOT

Interne des hôpitaux.

PARIS

LIBRAIRIE LECROSNIER ET BABÉ

23, PLACE DE L'ÉCOLE-DE-MÉDECINE, 23

1890

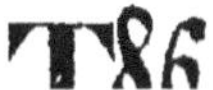

GASTROSTOMIE

PRATIQUÉE DANS UN CAS

DE RÉTRÉCISSEMENT CANCÉREUX

DE L'ŒSOPHAGE

PAR

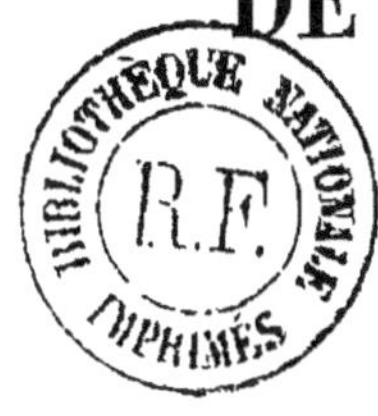

M. BERGER
Agrégé de la Faculté de médecine.
Chirurgien de l'hôpital Lariboisière.

Et M. CANNIOT
Interne des hôpitaux.

PARIS
LIBRAIRIE LECROSNIER ET BABÉ
PLACE DE L'ÉCOLE-DE-MÉDECINE, 23

1890

Gastrostomie pratiquée pour un cas de rétrécissement cancéreux de l'œsophage,

L'observation que je viens vous soumettre, et qui a été recueillie par mon ancien interne, M. Canniot, présente plusieurs particularités dignes d'intérêt et qui méritent d'arrêter quelques instants votre attention. Ce n'est point seulement sur les indications que le cancer de l'œsophage fournit à la gastrostomie et sur la technique de cette opération que portent les remarques que je désire vous soumettre ; mais comme le malade sur qui je l'avais pratiquée est resté pendant plusieurs mois sous notre observation, il nous a été possible de suivre chez lui l'évolution de la maladie jusqu'à son terme et de nous rendre compte du bénéfice qu'il avait pu retirer de l'intervention chirurgicale au double point de vue du soulagement des douleurs et de la prolongation de l'existence que celle-ci devait lui valoir.

Voici d'abord l'histoire de ce malade, telle qu'elle a été recueillie par M. Canniot :

OBSERVATION. — Le nommé E., âgé de 42 ans, n'a jamais eu aucune maladie, si ce n'est une blennorrhagie à 19 ans, suivie à 37 ans d'un rétrécissement de l'urèthre qui a nécessité l'uréthrotomie interne. Il ne présente aucune trace de syphilis, mais il est manifestement alcoolique.

Son père est mort à 57 ans, d'un cancer de l'estomac.

La mère vit encore, elle est âgée de 76 ans.

Il a quatre sœurs bien portantes.

Début : L'affection qui le fait entrer à l'hôpital a commencé en octobre 1888, par une gêne marquée de la déglutition. Depuis, la dysphagie a été croissante et l'ingestion des aliments fréquemment suivie de régurgitations.

7 février 1889, le malade avala des aliments solides pour la dernière fois.

Tourmenté par cette dysphagie progressive, accompagnée de toux, d'amaigrissement et de perte des forces, il consulte un médecin. Celui-ci explore l'œsophage, reconnaît l'existence d'un rétrécissement et conseille au malade de venir à l'hôpital Lariboisière, se faire examiner par M. Berger.

En mars, quand nous voyons le malade pour la première fois, son état est le suivant :

Impossibilité absolue d'avaler aucun aliment solide. Depuis un mois, nourriture exclusivement liquide.

Il existe une toux fréquente, quinteuse, accompagnée d'une expectoration abondante et spumeuse.

Le cœur et les poumons sont sains. On ne trouve aucune lésion appréciable des ganglions du cou ni du médiastin.

Il existe de la douleur en avant, immédiatement au-dessus du sternum et en arrière, entre les deux épines de l'omoplate.

L'amaigrissement est assez prononcé, mais le malade a conservé son teint normal et ne paraît pas cachectique.

M. Berger pratique le cathétérisme de l'œsophage avec un explorateur à boule olivaire. La plus petite des olives est arrêtée à 25 centimètres des incisives supérieures, c'est-à-dire à 10 centimètres de l'orifice supérieur de l'œsophage.

Le rétrécissement est serré, mais peut néanmoins

être franchi assez facilement par l'olive indiquée plus haut.

M. Berger ne trouvant rien dans les antécédents de ce malade pour expliquer l'existence de ce rétrécissement, porte le diagnostic de cancer et engage le malade à entrer à l'hôpital, ce qu'il fait le 12 avril.

Pendant son séjour à Lariboisière, le malade est nourri avec du lait, du bouillon, du jus et de la poudre de viande.

Chaque jour, on lui introduit la plus petite des olives, en se servant pour la guider de la tige conductrice.

22 avril, le rétrécissement se laisse franchir par l'olive immédiatement supérieure.

Le 24, le malade quitte l'hôpital et revient chaque jour se faire sonder.

Malgré l'introduction journalière de l'olive, destinée à empêcher le rétrécissement de s'accroître, le malade n'avale pas avec plus de facilité. Il maigrit, perd ses forces, ses douleurs augmentent et la nuit il dort peu.

21 mai. Il rentre de nouveau à l'hôpital. On cesse de passer les olives, et matin et soir, on le nourrit avec la sonde œsophagienne.

On se sert pour l'introduire de la tige conductrice.

La nourriture introduite ainsi dans l'estomac, par vingt-quatre heures, se compose de 120 grammes de poudre de viande ; de 6 jaunes d'œuf et d'environ 250 grammes de lait.

Le malade boit en outre dans la journée, du bouillon, du lait et un peu de vin.

Le 22. Le poids du malade est de 50 kilog.

Le 27. Le poids est de 49 k. 500. L'introduction de la sonde est difficile, le malade est pris chaque fois qu'on le nourrit d'accès de toux et d'expectoration de matières glaireuses. Ceci se produit malgré l'anesthésie pharyngée obtenue par la cocaïne.

Le 29. Le poids est de 49 kil. L'introduction de la sonde devient de plus en plus pénible et cause de légères hémorragies ; celles-ci se reproduisent maintenant à chaque cathétérisme.

Le malade ne pouvant plus se nourrir, ni être nourri par la bouche, maigrissant, il était urgent d'intervenir pour l'empêcher de mourir de faim ; aussi M. Berger, après s'être préalablement assuré qu'il ne présentait aucune lésion viscérale contre-indiquant l'opération, proposa-t-il la gastrostomie.

Gastrostomie en deux temps : L'opération est faite le 3 juin. Les précautions antiseptiques ordinaires prises, le malade endormi par le chloroforme, M. Berger fait une incision de 6 centimètres parallèle au bord de la huitième côte gauche et située à 1 centimètre au dessous de celle-ci.

La paroi abdominale est incisée couche par couche et le péritoine n'est ouvert qu'après une hémostase soignée.

Le bord antérieur du foie soulevé, M. Berger tombe immédiatement sur la portion pylorique de l'estomac, qu'il attire à droite, afin de pratiquer la fistule le plus près possible du cardia.

L'estomac ainsi attiré, est ensuite fixé à la paroi abdominale par une couronne de fils de soie assez rapprochés les uns des autres (nous reviendrons plus tard sur la disposition de ces sutures), puis on recouvre l'incision et la suture de poudre de salol et d'un pansement au salol, sans ouvrir l'estomac qu'on s'est borné à fixer de la sorte à la paroi abdominale.

Dans la journée pas de vomissements ; un peu de douleur au niveau de la plaie, calmée par une injection sous-cutanée de morphine.

Comme boisson, on fait prendre au malade quelques gorgées de champagne.

Le soir il n'a pas de fièvre.

4 juin. Le malade va bien. Le ventre n'est pas douloureux à la pression.

Le 5. M. Berger, sans endormir le malade, incise l'estomac au thermo-cautère.

L'incision n'a pas été douloureuse ; elle est petite et juste suffisante pour introduire un tube en caoutchouc de la grosseur d'une sonde nº 30.

Le 6. Le malade prend par la bouche un peu de lait, de champagne et de glace. La dysphagie est moindre depuis l'opération, la toux a également diminué.

Le 7. On injecte des aliments par le tube. A partir de cette date, le malade est nourri, matin et soir, par sa fistule. La nourriture qu'il prend par cette voie est la même que celle que l'on introduisait par la sonde œsophagienne avant l'opération.

L'introduction des aliments calme la faim et ne provoque aucune douleur, ni aucune nausée.

Le 12. On constate à la partie inférieure de la fistule une petite ulcération allongée, due à l'action du suc gastrique. On fait prendre au malade de l'eau de Vichy et l'on panse l'ulcération avec de la craie stérilisée par la chaleur. Elle disparaît en dix jours.

Le tube introduit dans la fistule et destiné à alimenter le malade a l'inconvénient de sortir à chaque instant.

M. Galante, sur la demande de M. Berger, construit un appareil spécial en caoutchouc, capable d'obturer complètement la fistule et de permettre l'alimentation. Cet appareil se compose de deux ampoules réunies par un tube de caoutchouc et formant une sorte de double bouton de chemise, pourvu d'un tube qui en permet l'insufflation. L'une de ces ampoules est destinée à être introduite dans l'estomac, l'autre doit rester à l'extérieur. Ces deux ampoules sont traversées par une sonde, permettant l'introduction des aliments dans l'estomac.

Le 20. Le malade a son appareil. Le lendemain, il se lève et se pèse.

Poids : 46 kilog.

A partir de ce moment, il peut se promener dans l'hôpital. Au début, les aliments sont parfaitement retenus dans l'estomac, mais bientôt l'appareil se détériore : les ampoules, celle surtout qui est placée dans l'estomac, s'altèrent et finissent par se perforer.

Le 29. On applique un nouvel appareil ; le tube de réunion des deux ampoules est plus gros et plus court ; cet appareil ne dure guère plus que le précédent ; on en construit un troisième qui a bientôt le même sort.

Le malade immédiatement après l'opération, s'était trouvé très soulagé, mais vers la fin du mois, il recommence à se plaindre ; la toux a reparu aussi vive et aussi pénible que par le passé.

Le 30. M. Duguet l'ausculte et ne constate ni tuberculose pulmonaire ni adénopathie trachéo-bronchique.

Le malade quitte l'hôpital, où il revient chaque matin se présenter. Vers le 12 juillet, il faut supprimer l'obturateur en caoutchouc qui ferme la fistule ; on alimente l'opéré au moyen d'une sonde qu'on introduit chaque fois par la fistule et qu'on retire après. Les aliments et les liquides gastriques n'ont néanmoins que peu de tendance à ressortir ; un pansement légèrement compressif suffit à boucher la fistule.

15 juillet. Poids : 45 kilog.

A partir de cette date, amaigrissement progressif ; impossibilité absolue d'avaler les liquides, qui sont vomis aussitôt pris : perte graduelle des forces.

12 août. Le malade succombe chez lui aux progrès

d'une tuberculisation pulmonaire, à forme rapide et à l'affaiblissement graduel résultant de l'imperfection de l'alimentation.

La durée de la survie a été de deux mois et huit jours.

Malgre le succès immédiat de l'opération pratiquée, le résultat obtenu dans le cas présent n'a rien de bien encourageant ; moins de deux mois et demi de survie, parmi lesquels un seul, à peine, pendant lequel le malade a cessé de souffrir. Il faut toutefois tenir compte de la manière dont est survenue la mort ; une tuberculisation pulmonaire intercurrente, favorisée par l'insuffisance de l'alimentation, les souffrances et toutes les causes de débilitation auxquelles le sujet était exposé, a manifestement hâté la terminaison, que les seuls progrès de la cachexie cancéreuse n'auraient pu amener dans un temps aussi court.

Un soulagement d'aussi courte durée ne me paraîtrait donc pas suffisant pour justifier une opération, somme toute assez grave, si l'on pouvait faire autrement que d'y avoir recours ; mais pour qui a suivi des malades atteints de cancer de l'œsophage, et assisté aux tortures physiques et morales dont l'impossibilité de faire passer les aliments et les boissons est la cause, il ne peut être question d'assister au supplice d'un malheureux qui meurt de faim et de soif, sans lui apporter le secours d'une intervention si précaire que celui-ci puisse être.

La difficulté principale est de déterminer le moment auquel il faut intervenir. En France, on le recule à une époque trop avancée de l'affection, alors que la dysphagie est totale, que plus rien ne passe par les voies naturelles et que le patient est réduit à l'alimentation rectale. Différer jusqu'à cette époque, c'est perdre toute chance d'obtenir une survie durable ; c'est compromettre même le résultat immédiat d'une opération entreprise sur un mourant. Les premières gastrostomies que j'ai faites, entreprises dans les conditions déplorables, se sont toutes terminées par une mort rapide, produite en vingt-quatre ou trente-six heures par le collapsus opératoire. Il y a d'ailleurs, au point de vue de la réussite de l'opération, un grand avantage à n'ouvrir l'estomac que quand des adhérences solides l'unissent à la paroi abdominale, et par conséquent, à opérer en deux temps, fixant d'abord l'estomac à la paroi et en n'en pratiquant l'ouverture qu'au bout de quelques jours ; mais pour agir ainsi, il faut avoir du temps devant soi ; il faut donc opérer avant que le malade ne soit à toute extrémité et réduit à l'inanition.

D'autre part, c'est agir trop vite, à mon avis, que d'opérer la gastrostomie dès que l'on a reconnu l'existence d'un carcinome œsophagien, ainsi que pendant quelque temps cela s'est fait à Vienne. On a pu, par ces interventions trop hâtives, se ménager presque à coup sûr des séries ininterrompues de succès ; mais l'opération eut-elle été dans tous ces cas nécessaire ? beaucoup des opérés n'eussent-ils pas succombé à la cachexie ou à d'autres complications avant d'avoir senti le besoin de recourir à la chirurgie ?

Le temps opportun nous paraît devoir être placé entre ces limites extrêmes ; il ne faut pas attendre que le malade ne puisse plus rien avaler ni que le passage des sondes soit réellement impossible ; mais dès que le cathétérisme œsophagien devient pénible, douloureux, qu'il présente des difficultés quotidiennes et croissantes, sans attendre que l'on ne puisse plus passer, il faut recourir à la gastrostomie. L'observation que nous venons d'exposer, montre que nous avions déjà trop différé peut-être ; elle montre surtout quelle ressource infidèle donnent le cathétérisme œsophagien et le passage des olives dilatatrices. Ces manœuvres, toujours dangereuses, alors même que l'on se sert de la bougie conductrice de M. Verneuil, précaution indispensable, ont, de plus, l'inconvénient d'entretenir une sensibilité douloureuse, et le spasme œsophagien qui en est la conséquence, n'est pas un des moindres obstacles à l'introduction des instruments. Aussi, ne faut-il pas s'étonner si des malades, qui ne pouvaient plus tolérer le passage de la sonde, arrivent, peu de temps après la gastrostomie, à faire de nouveau passer quelques boissons et même quelques aliments par les voies naturelles. Il se produit dans ce cas un phénomène analogue à celui qui s'observe, lorsqu'à la suite de la création d'un anus artificiel, on voit les opérés avoir de nouveau des évacuations normales qui depuis longtemps faisaient complètement défaut.

Ainsi, en l'absence de complications menaçant le malade d'une mort rapide, ou d'un état de cachexie déjà manifeste, je pense que pour proposer la gastrostomie, il faut choisir le moment où des difficultés véritables font craindre que le passage de la sonde œsophagienne ne soit plus désormais sans inconvénients ni même sans dangers.

Je n'ai que peu de choses à dire du manuel opératoire ; les règles sont connues ; on est actuellement d'accord sur l'avantage qu'il y a à pratiquer l'opération en deux temps, en commençant par fixer l'estomac à la paroi abdominale, pour l'ouvrir au bout de quelques jours seulement, lorsque des adhésions solides se sont établies entre ces parties.

On sait que l'incision se fait parallèlement au bord inférieur de la huitième côte gauche ; qu'on divise le faisceau externe du muscle droit, le feuillet postérieur de sa gaine, le transverse, puis l'aponévrose de ce dernier, en liant à mesure qu'on les divise tous les vaisseaux. Le péritoine étant ouvert, on relève le bord

antérieur du foie qui se présente par sa face supérieure, et aussitôt, au-dessous de lui, l'on trouve l'estomac qu'on ne peut confondre avec le côlon transverse à cause de son épaisseur, de la disposition des
vaisseaux qui s'y rendent et de l'absence des bande-
lettes musculaires longitudinales qui font reconnaître
le gros intestin.

L'estomac se présente dans l'incision par une partie
voisine de la région pylorique, or, pour constituer une
bonne bouche gastrique, il convient d'ouvrir le viscère
le plus près possible de la grosse tubérosité et nota-
blement au-dessus de la grande courbure. On évite de
la sorte que les liquides gastriques ne s'écoulent par
la fistule, par le seul fait de sa déclivité. J'ai réussi,
chez mon malade, à attirer dans la plaie une portion
de l'estomac répondant assez bien à ces conditions.
Cette circonstance n'a peut-être pas été sans influence
sur l'évolution favorable de la plaie extérieure au
sujet de laquelle je vais insister avec quelques détails.
La suture qui fixe l'estomac est disposée de la façon
suivante ; un très grand nombre de points de suture
entrecoupés, au fil de soie très fin et bien aseptique,
sont placés en couronne, espacés de 2 à 3 milimètres,
tout autour de l'incision du péritoine, réunissant la
séreuse pariétale à la séreuse viscérale; ils ne doivent
comprendre que la séreuse et la musculeuse de l'estomac sans traverser la muqueuse gastrique et sans
pénétrer dans la cavité de l'estomac ; il est très facile
d'y parvenir, les parois de l'estomac, revenu sur lui-
même, présentant une épaisseur très considérable.
Quand la circonférence de l'incision péritonéale est
ainsi circulairement unie à l'estomac, on reprend l'un
des chefs de ces points de suture, et on le passe au
travers du bord de l'incision de la peau, au point
correspondant, puis on le lie avec le chef opposé, atti-
rant ainsi ce bord cutané au contact de l'ouverture

péritonéale. Chaque point de suture ainsi formé est double ; il étreint d'abord l'estomac et le péritoine pariétal qu'il unit, puis par un second nœud, il fixe la peau sur les limites de l'incision du péritoine. Cette manœuvre ne doit être répétée que pour quelques-uns des points de la suture profonde ; elle suffit pour border partout avec la peau l'ouverture pratiquée au péritoine. On réunit ensuite par quelques points supplémentaires, les extrémités de l'incision cutanée.

Ce n'est que deux ou trois jours après cette fixation, que l'on ouvre l'estomac, en plongeant au centre de la partie circonscrite par les sutures, la pointe d'un thermo-cautère ; on introduit une sonde par la ponction faite de la sorte et l'alimentation par la bouche stomacale commence.

Le traitement de la fistule gastrique présente souvent de grandes difficultés. Le contact des sucs gastriques détermine des érythèmes, puis des ulcérations de la peau. On dirait qu'il se produit une véritable digestion du bord de la plaie. Ce processus destructeur a pu être assez profond pour que l'on vît succomber les sujets qui en étaient atteints à une péritonite par perforation due à son extension à la ligne même des adhésions péritonéales ; aussi l'on s'est ingénié à fabriquer des appareils destinés à maintenir close la fistule ; M. Terrillon, notamment, a fait construire par M. Galante un manchon en caoutchouc, présentant deux renflements, l'un que l'on introduit dans l'estomac, l'autre qui repose sur la cicatrice extérieure. Ce manchon, qui peut être insufflé ou distendu par une injection, est traversé par la sonde qui pénètre dans l'estomac et qui sert à alimenter le malade.

Ces appareils sont d'une application facile et remplissent d'abord assez bien le but auquel ils sont destinés ; malheureusement ils s'altèrent rapidement ;

la distension y produit des soufflures qui en déterminent bientôt la perforation ; ils sont donc rapidement hors d'usage et il faut les renouveler incessamment. M. Galante les a multipliés et en a modifié le volume et la forme avec une grande ingéniosité et une parfaite obligeance et néanmoins, nous n'en avons pas retiré tout le bénéfice que nous pensions obtenir d'eux. Il y aura dans ce sens de nouveaux essais à tenter.

En revanche, ce qui a produit le plus heureux effet, au point d'arrêter le travail ulcéreux qui s'était emparé de la lèvre inférieure de la fistule et de s'opposer à la digestion de celle-ci par le suc gastrique, c'est là précaution que nous avons prise d'alcaliniser le suc gastrique avec du bicarbonate de soude, et surtout de panser la plaie avec une poudre absorbante alcaline qui pût neutraliser l'acidité du suc gastrique. Je me suis servi pour cela de craie préparée que j'ai rendue aseptique par un séjour de plusieurs heures dans une étuve chauffée à 180°. — Il m'a paru que l'on possédait dans cette action chimique, un moyen aussi sûr que facile à appliquer, de remédier à l'une des complications les plus pénibles et les communes de l'établissement d'une fistule gastrique.

Malgré tous les perfectionnements du manuel opératoire, la gastrostomie reste et restera toujours une opération très précaire. Si quelques opérés on pu présenter une survie notable, c'est qu'ils étaient atteints de rétrécissements cicatriciels, et que ces rétrécissements eux-mêmes ont pu être traités et guéris de manière à permettre l'introduction des aliments par voies naturelles. La plupart des sujets atteints de rétrécissements cicatriciels de l'œsophage sur lesquels on a pratiqué la gastrostomie, n'ont survécu que quelques mois, un an, un an et demi ou guère davantage ; ceux sur lesquels on a eu recours à cette opération pour des cancers, n'ont obtenu qu'un bénéfice d'encore beaucoup plus courte durée ; mais en pareil cas, la nécessité seule guide le chirurgien qui ne saurait se refuser à pratiquer la gastrostomie pour un cancer de l'œsophage, la création d'un anus artificiel dans un cas de cancer de l'S iliaque ou du rectum, la trachéotomie sur un malade atteint de cancer du larynx.

Paris. — Typ. A. DAVY, 52, rue Madame.